Elena Marinelli Busilacchi

Celiachia: problematiche nutrizionali e dieta senza glutine

AF141788

Elena Marinelli Busilacchi

Celiachia: problematiche nutrizionali e dieta senza glutine

Salute e alimentazione gluten-free

Edizioni Accademiche Italiane

Impressum / Stampa

Bibliografische Information der Deutschen Nationalbibliothek: Die Deutsche Nationalbibliothek verzeichnet diese Publikation in der Deutschen Nationalbibliografie; detaillierte bibliografische Daten sind im Internet über http://dnb.d-nb.de abrufbar.

Alle in diesem Buch genannten Marken und Produktnamen unterliegen warenzeichen-, marken- oder patentrechtlichem Schutz bzw. sind Warenzeichen oder eingetragene Warenzeichen der jeweiligen Inhaber. Die Wiedergabe von Marken, Produktnamen, Gebrauchsnamen, Handelsnamen, Warenbezeichnungen u.s.w. in diesem Werk berechtigt auch ohne besondere Kennzeichnung nicht zu der Annahme, dass solche Namen im Sinne der Warenzeichen- und Markenschutzgesetzgebung als frei zu betrachten wären und daher von jedermann benutzt werden dürften.

Informazione bibliografica pubblicata da Deutsche Nationalbibliothek (Biblioteca Nazionale Tedesca): la Deutsche Nationalbibliothek novera questa pubblicazione su Deutsche Nationalbibliografie. Dati bibliografici più dettagliati sono disponibili in internet al sito web http://dnb.d-nb.de.

Tutti i nomi di marchi e di prodotti riportati in questo libro sono protetti dalla normativa sul diritto d'Autore e dalla normativa a tutela dei marchi. Questi appartengono esclusivamente ai legittimi proprietari. L'uso di nomi di marchi, di nomi di prodotti, di nomi famosi, di nomi commerciali, di descrizioni dei prodotti, ecc. anche se trovati senza un particolare contrassegno in queste pubblicazioni, sono considerati violazione del diritto d'autore e pertanto non possono essere utilizzati da chiunque.

Coverbild / Immagine di copertina: www.ingimage.com

Verlag / Editore:
Edizioni Accademiche Italiane
ist ein Imprint der / è un marchio di
OmniScriptum GmbH & Co. KG
Heinrich-Böcking-Str. 6-8, 66121 Saarbrücken, Deutschland / Germania
Email / Posta Elettronica: info@edizioni-ai.com

Herstellung: siehe letzte Seite /
Pubblicato: vedi ultima pagina
ISBN: 978-3-639-77312-5

Zugl. / Approved by: Master di I Livello in Nutrizione e Dietetica Applicata, UNIVPM, 2012

INDICE

Capitolo 1
INTRODUZIONE

La celiachia (dal greco *koilía*, cavità, ventre), o malattia celiaca, è un'intolleranza permanente alla gliadina che è la componente alcool-solubile della principale proteina del seme del grano: il glutine.

Il meccanismo proposto come più probabile nell'innescare lo stato di malattia è quello immunomediato.

La risposta immunitaria scatena un'infiammazione cronica dell'intestino che causa l'atrofia dei villi intestinali, l'ipertrofia delle cripte e l'aumento del numero dei linfociti intraepiteliali, con conseguente riduzione della capacità dell'intestino di assorbire i nutrienti contenuti nel suo lume. Questa reazione può essere scatenata anche dalle prolammine, proteine analoghe al glutine presenti in cereali di uso comune quali mais, orzo, avena e segale.

Per molto tempo la celiachia è stata considerata una malattia rara e d'interesse quasi esclusivamente pediatrico; negli ultimi venti anni diversi studi hanno invece dimostrato che è una malattia frequente, che colpisce non solo i bambini ma anche gli adulti.

Da recenti studi epidemiologici in Europa risulterebbe la più comune malattia su base genetica. Secondo l'Associazione Italiana Celiachia (AIC) la sua incidenza si aggirerebbe attorno ad un caso ogni cento persone: dunque i celiaci in Italia sarebbero circa cinquecentomila, ma ne sono stati diagnosticati meno di centomila. Si può quindi affermare che la patologia presenta un'epidemiologia ad "iceberg" dove la piccola percentuale dei soggetti malati in cui questa è stata diagnosticata rappresenta la punta emersa, mentre la maggior parte dei pazienti affetti dalla cosiddetta celiachia silente, latente e atipica è ancora sommersa.

Dal punto di vista sintomatologico la malattia celiaca è caratterizzata da una notevole variabilità ed i sintomi si possono manifestare in diverse fasi della vita [1]. Generalmente nel bambino prevale, o è esclusiva, la sintomatologia enterica, che appare dopo qualche mese dallo svezzamento e dopo un certo periodo di alimentazione contenente glutine. Segue un malassorbimento di varia entità che produce più o meno gravi conseguenze e sintomi carenziali sino all'arresto dello sviluppo. Nell'adulto e nell'anziano prevalgono sintomi extra-intestinali accompagnati da stanchezza e/o calo ponderale, meteorismo, stipsi persistente o alternata a diarrea.

Fino ad oggi l'unico trattamento per la celiachia è la dieta aglutinica per tutta la vita: con questo tipo di alimentazione si ha la regressione della sintomatologia e di tutti i danni intestinali causati

3

dalla malattia. Ne consegue anche la regressione e la prevenzione delle eventuali patologie associate a lungo termine quali osteoporosi, linfoma intestinale, anemia persistente e disordini autoimmuni.

Una dieta ferrea priva di glutine implica l'esclusione di numerosi alimenti e quindi notevoli difficoltà dovute soprattutto all'esigenza di mantenere tale cura per lungo tempo, tuttavia, al momento attuale, i nuovi tentativi terapeutici non rappresentano una valida alternativa.

La completa esclusione del glutine dalla dieta non è facile da realizzare, in quanto i cereali non permessi ai celiaci si ritrovano in moltissimi prodotti alimentari, ed il rischio di contaminazione accidentale da glutine è spesso presente nei processi di lavorazione dell'industria alimentare.

Il ruolo del Nutrizionista è quello di assistere il paziente celiaco e fornirgli tutti gli strumenti necessari per rendere "normale" ed efficace il suo regime dietetico.

Capitolo 2
LA CELIACHIA

2.1. Epidemiologia e cenni storici

L'origine della celiachia si fa risalire a circa 10.000 anni fa con l'introduzione della coltivazione dei cereali nella zona della *"Mezzaluna Fertile"*. Da qui la diffusione delle pratiche agricole si è lentamente spostata verso l'Europa, impiegando circa 5.000 anni per raggiungere tutto il vecchio continente.

La prima descrizione della malattia celiaca fu fatta nel 250 d.C. da Areto di Cappadocia, un medico vissuto in Grecia, che scriveva: *"…Se lo stomaco non trattiene gli alimenti che vengono emessi indigeriti senza essere assorbiti dall'organismo, definiamo questi soggetti celiaci… "*[2].

Nel 1888 Samuel Gee fornì una descrizione accurata di questa patologia (che si manifestava negli adulti e nei bambini) e predisse che la terapia consisteva nell'adottare una dieta povera di alimenti derivati dalla farina.

L'interesse per la celiachia diminuì fino a quando nel 1945 Willem-Karel Dicke identificò nella farina di grano la causa della malattia. Il pediatra dell'Ospedale di Utrecht intuì che la riduzione dei casi registrati in Olanda durante la Seconda Guerra Mondiale fosse dovuta al minor approvvigionamento di cereali. Successivamente Kamer collegò in maniera più specifica la celiachia alle gliadine del frumento.

Negli anni 1970-80 si pensava che la celiachia fosse una malattia rara (nelle diverse regioni europee variava da un caso su 1.000 ad un caso su 4.000), esclusivamente pediatrica, e diffusa soprattutto in Europa.

Gli studi epidemiologici di quell'epoca riportavano valori di prevalenza molto bassi perché la diagnosi si basava sui sintomi clinici prevalentemente gastrointestinali e sull'atrofia della mucosa digiunale .

Solo grazie alla diffusione di test sierologici che utilizzano anticorpi sufficientemente sensibili e specifici è stato possibile eseguire gli screening sulla popolazione e si è potuto appurare che la malattia celiaca è molto frequente e diffusa anche in altri paesi.

L'incidenza della celiachia varia di molto da paese a paese. In Italia le statistiche più recenti parlano di 1 soggetto su 100 e ogni anno vengono fatte circa 5000 nuove diagnosi. In Europa la prevalenza della malattia celiaca è di 1/200 od anche superiore [3].

La prevalenza della celiachia negli Stati Uniti è risultata di 1/133 (adulti 1/105, bambini 1/320) [4].

Studi epidemiologici recenti stanno riscontrando la comparsa e l'aumento di casi di celiachia in aree del mondo nelle quali prima non si era manifestata come Africa, Sudamerica e Asia. Questi paesi hanno infatti modificato la loro dieta, passando dall'uso di cereali privi di glutine all'introduzione di cereali che lo contengono [5]. Questo fenomeno va attribuito al miglioramento delle condizioni economiche ed alla conseguente occidentalizzazione che si è manifestata anche nel campo alimentare. Per questo motivo, per il futuro è previsto un ulteriore incremento dei casi di celiachia in India ed in altri paesi orientali.

In alcune popolazioni di origine Araba l'incremento dei casi di celiachia è invece dovuto all'utilizzo di farine di grano e di latte in polvere da parte degli aiuti umanitari. L'introduzione di questi alimenti ha reso sintomatica la malattia celiaca, che sino ad allora era probabilmente latente [6]. Nel Medio Oriente (Asia sud-ovest) la prevalenza della malattia celiaca è maggiore rispetto a quella degli Usa e dell'Europa.

Tutti questi dati sono molto interessanti ai fini di prevenire la diffusione o l'esacerbazione dei sintomi della celiachia, soprattutto in quei paesi dove il reperimento degli alimenti senza glutine rimane ancora difficoltoso e dove molto spesso le malattie diarroiche infantili possono avere esiti letali.

La difficoltà nel diagnosticare le forme di celiachia (soprattutto quelle silenti o atipiche) fa sì che ad oggi questa patologia venga scoperta quasi esclusivamente "grazie" a sintomi, complicanze e patologie correlate. Per ogni celiaco diagnosticato correttamente, ve ne sono almeno altri 7 che sfuggono alla diagnosi.

2.2. Sintomatologia e patologie correlate

Quando le persone affette da celiachia assumono alimenti o usano prodotti che contengono glutine, il loro sistema immunitario reagisce danneggiando o distruggendo i villi intestinali che consentono l'assorbimento delle sostanze nutritive. A causa di questo fenomeno la persona potrebbe manifestare sintomi da malnutrizione, anche se apparentemente si alimenta con regolarità.

Generalmente nel bambino prevale, o è esclusiva, la sintomatologia enterica che appare dopo qualche mese dallo svezzamento e dopo un certo periodo di alimentazione contenente glutine. Segue un malassorbimento di varia entità che produce conseguenze anche gravi: dai sintomi carenziali sino all'arresto dello sviluppo. Nell'adulto e nell'anziano prevalgono sintomi extra-intestinali accompagnati da stanchezza e/o calo ponderale, meteorismo, stipsi persistente o alternata a diarrea.

Sul piano clinico si distinguono diverse forme di celiachia e possono svilupparsi in fasi diverse della vita.

I sintomi della celiachia possono essere anche molto diversi, in qualche caso non si manifestano a livello del sistema digerente, ma sotto altre forme. Tra i sintomi si possono elencare dolori addominali ricorrenti, diarrea cronica, perdita di peso, feci chiare, anemia, produzione di gas, dolori alle ossa, cambiamenti comportamentali, crampi muscolari, stanchezza, crescita ritardata, dolori articolari, insensibilità agli arti, ulcere dolorose nella bocca, irritazioni della pelle (dermatiti herpetiformi), danneggiamento dello smalto e del colore dei denti, irregolarità dei cicli mestruali.

In particolare, l'anemia, la perdita di peso ed il ritardo nella crescita sono il risultato di un insufficiente assorbimento di nutrienti, e quindi di una forma di malnutrizione.

L'Associazione Italiana Celiachia (AIC) classifica la malattia in forme diverse:

- *tipica*,

    definita da sintomi gastrointestinali: diarrea cronica, dolori addominali, distensione addominale, vomito, pallore, magrezza, anoressia, perdita di peso, ma anche scarsa crescita ed irritabilità soprattutto nel bambino.

    Nella forma tipica, sierologia e biopsia intestinale sono positive.

- *atipica*,

    che si presenta tardivamente e con sintomi soprattutto extraintestinali secondari al malassorbimento come l'anemia da carenza di ferro o di acido folico, dermatite erpetiforme, ipoplasia dello smalto dentario, stipsi, aftosi recidivanti, ritardo puberale, ipertransaminasemia idiopatica, sindromi emorragiche, osteoporosi e infertilità.

    Anche in questo caso, la sierologia e la biopsia intestinale dei soggetti interessati sono positive.

- *silente,*

  nella quale mancano sintomi evidenti.

  E' caratterizzata dalla presenza di lesioni della mucosa intestinale tipiche della celiachia, che regrediscono dopo la dieta priva di glutine. Si manifesta nel 10-15% dei familiari di primo grado di pazienti celiaci.

  La biopsia intestinale e la sierologia risultano positive.

- *potenziale,*

  evidenziata da esami sierologici positivi (presenza di antigliadina IgA e IgG) ma con biopsia intestinale normale [7].

Una gravidanza, un intervento chirurgico, un'infezione virale o altre occasioni di stress acuto, possono favorire la manifestazione della patologia in soggetti geneticamente predisposti. Uno dei fattori che invece sembra svolgere un ruolo protettivo nei confronti della malattia o almeno ritardarne la comparsa, secondo il *National Institute of Diabetes and Digestive and Kidney Disease*, è l'allattamento al seno. Altri fattori riguardano il tipo di alimentazione e la quantità di glutine ingerito [8].

Riconoscere la celiachia può essere difficile perché alcuni dei suoi sintomi sono simili a quelli di altre malattie. La celiachia può essere scambiata per sindrome del colon irritabile, per anemia da carenza di ferro causata dal ciclo mestruale, per infiammazione dell'intestino, per diverticolite, per infezione intestinale o per la sindrome da stanchezza cronica. La conseguenza è che la malattia può essere sottovalutata o scambiata per un'altra anche per molto tempo, con il rischio che si possa arrivare allo sviluppo di altre patologie che molto spesso sono molto più serie ed invalidanti, come il diabete giovanile, alcune patologie della tiroide, del fegato, delle ossa, dei reni, del sistema nervoso, della fertilità (per esempio sterilità, aborti, nascita di figli pretermine), tumori oppure miocardiopatia dilatativa [9-10].

Altre conseguenze sono osteoporosi (derivante da uno scarso assorbimento del calcio se la celiachia insorge nell'età infantile) o un rallentamento della crescita con una bassa statura del bambino.

Lo scarso assorbimento di acido folico può determinare la formazione di calcificazioni nel cervello che causano nell'infanzia la cosiddetta *sindrome celiaca*: si tratta di soggetti con epilessia parziale occipitale, spesso resistente ai farmaci.

Inoltre, i soggetti con sindrome di Down, di Turner e di Williams e soggetti con deficit di IgA, presentano un rischio d'insorgenza della celiachia circa 100 volte maggiore rispetto alla media della popolazione generale [11].

2.3. Immunopatologia

La celiachia è un'intolleranza permanente alla gliadina, che è la componente alcool-solubile del glutine. Quest'ultima è la principale proteina del seme del grano. Le gliadine sono costituite da singole catene polipeptidiche dal peso molecolare variabile, da 30 a 75 kDa, ad alto contenuto di glutamina (40%) e prolina (20%). Se sottoposte a migrazione elettroforetica se ne distinguono quattro frazioni: *Alfa, Beta, Gamma ed Omega*. Tra queste, la frazione *Alfa* è la più tossica per l'uomo.

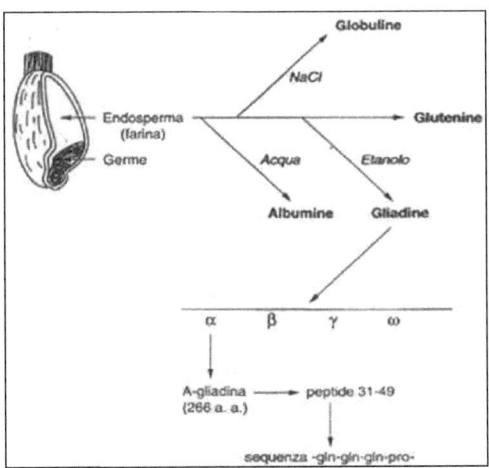

Figura 1: Composizione del seme di grano

[Tesi di Laurea Specialistica in Biologia Applicata di Serena Chierichetti, Relatore Prof.ssa Roma Magistrelli: *Aplotipi HLA-DQ e gradiente di rischio per la celiachia nella popolazione marchigiana*; Università Politecnica delle Marche, Facoltà di Scienze, Anno Accademico 2008-2009; pag.23]

Affinché si produca l'effetto tossico è essenziale che sia mantenuta intatta la struttura primaria della proteina, ovvero la sua sequenza aminoacidica.

Questa reazione può essere scatenata anche dalle prolammine, proteine molto simili alle gliadine per l'alcool solubilità e l'alto contenuto di glutamine e proline, presenti in cereali di uso comune quali orzo e segale, e rispettivamente definite *Ordeine* e *Secaline* [12].

Il meccanismo proposto come più probabile nell'innescare lo stato di malattia è quello immunomediato, provato dalla forte associazione della celiachia con determinate molecole dell'HLA (*Human leukocyte antigen*, antigene umano leucocitario, cioè il complesso maggiore di istocompatibilità della specie umana.) di classe II.

9

Dopo l'ingestione di alimenti contenenti glutine, gli enzimi proteolitici degradano la gliadina, formando diversi peptidi immunostimolanti (epitopi). In particolare, un frammento stabile di 33 amminoacidi noto come *33-mero*, contenente la sequenza ricca di prolina e glutammina, ha mostrato una notevole capacità di attivare i linfociti T CD4+ (Linfociti T helper). Per questo il *33-mero* viene definito come un peptide immunodominante [13-14].

Diversi studi confermano che i linfociti T CD4+ dei pazienti celiaci riconoscono e legano in modo specifico queste sequenze antigeniche.

Nel paziente celiaco il *33-mero* è assorbito intatto all'interno della lamina propria, dove viene esposto all'azione della trasglutaminasi tissutale (tTG), Questa deamina la glutamina così da rendere i *33-meri* maggiormente affini per le molecole HLA DQ2 o DQ8, che vengono esposte sulla superficie delle cellule APC (*Antigen-Presenting Cell*, cellule che presentano l'antigene ai linfociti) [15-18].

Dopo essere stati attivati dalla gliadina, i linfociti T-gliadina specifici DQ2 e DQ8 migrano dalla lamina propria in sede subepiteliale e iniziano a produrre molteplici citochine quali ad esempio l'interferone gamma (*Interferon γ*, INFγ) e il fattore di necrosi tumorale (*Tumor Necrosis Factor α*, TNF-α).

Altre citochine conducono all'attivazione e all'espansione clonale dei linfociti B che producono anticorpi anti-gliadina, anticorpi contro i complessi proteici tTG-gliadina e anche autoanticorpi contro la transglutaminasi tissutale; altre ancora hanno azione proinfiammatoria, e stimolano la secrezione delle metallo-proteasi di matrice da parte dei fibroblasti e cellule infiammatorie, con conseguente remodeling tissutale. Al danno tissutale consegue un ulteriore rilascio di tTG nel comparto extracellulare.

Consensualmente all'attivazione di questi meccanismi e all'aumento dell'infiltrato linfocitario T CD4+ nella lamina propria, si assiste all'aumento nell'infiltrato linfocitario intraepiteliale (T CD4-CD8+, T CD4- CD8-) che, esercitando attività citolitica, conduce alla distruzione dell'epitelio. Le lesioni della mucosa intestinale, riscontrabili con l'esame bioptico, come atrofia dei villi e iperplasia delle cripte, sono il risultato di questo processo immunologico dinamico e modulabile nel tempo.

Un ruolo di primaria importanza nella patogenesi della malattia è sicuramente da attribuire all'INF-γ, come dimostrato da molti studi. I livelli di INF-γ sono fortemente aumentati nella biopsia duodenale prelevata da soggetti in fase florida di malattia.

E' stato ipotizzato che anche altri epitopi derivanti dalle proteine del grano, come la glutenina, siano in grado di stimolare le cellule T nei pazienti celiaci [19].

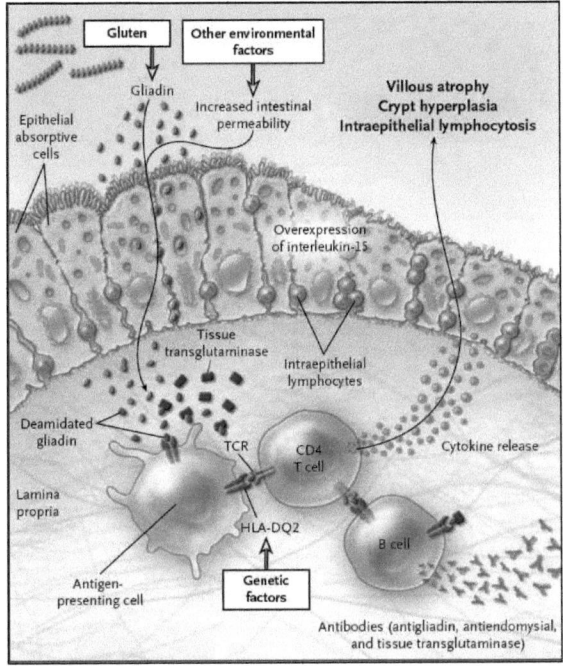

Figura 2: Meccanismo fisiopatologico della celiachia

[http://www.smallerquestions.org/2011/10/what-is-celiac-disease.html; scaricata martedì 7 febbraio 2012, 17:17:17]

La stessa catena di eventi può essere determinata anche dall'azione del glutine in assenza di deamidazione.

Le conseguenze del danno mucosale sono la riduzione dell'assorbimento dei nutrienti e l'aumento della permeabilità intracellulare dovuto all'apertura delle giunzioni occludenti (*tight junction*, TJ).

Queste giunzioni, in condizioni fisiologiche, impediscono il passaggio intercellulare dei fluidi, grazie ad un sofisticato meccanismo di regolazione che garantisce la tolleranza antigenica [20]. In un paziente celiaco, tale meccanismo viene alterato e si scatena una complessa reazione immune sia di tipo allergico che autoimmune.

Recentemente è stata identificata una proteina, chiamata zonulina (ZOT), che modula reversibilmente l'adesione delle giunzioni serrate tra cellule contigue, con conseguente variazione della permeabilità epiteliale. Utilizzando gli anticorpi anti-ZOT in immunofluorescenza, si è riscontrata un'iperespressione di zonulina nella mucosa di soggetti celiaci in fase acuta. La zonulina quindi determinerebbe l'aumentata permeabilità intestinale tipica della malattia celiaca [21-22].

Quello che ancora resta da chiarire è il rapporto tra l'assunzione di glutine da parte del soggetto celiaco e l'aumentata produzione di zonulina, con conseguente aumento della permeabilità epiteliale.

La zonulina sembra anche essere responsabile dell'aumento dei disordini autoimmuni nei celiaci non trattati [23-24].

2.4. Diagnosi

Una diagnosi sintomatologica della celiachia può essere resa molto difficile, a causa della similitudine dei suoi sintomi con quelli di altre malattie che interessano l'intestino. Può accadere infatti che tali sintomi non vengano presi come sintomi di malattia celiaca, magari perché questi si presentano ad intermittenza, e quindi si pensa di più a dei banali disturbi gastroenterici. Esiste anche la sintomatologia opposta dove, anziché crisi diarroiche, si presentano fenomeni di stipsi e costipazione: anche in situazioni simili si può arrivare tardi alla diagnosi proprio perché non si riesce a collegare ciò direttamente alla celiachia.

Inoltre, in una percentuale non piccola dei casi, la celiachia non sviluppa alcun sintomo evidente, ma comporta comunque un danneggiamento dei tessuti intestinali.

I ricercatori stanno ancora studiando i motivi per cui la celiachia presenta sintomi così diversi a seconda del paziente.

Una diagnosi più precisa della malattia quindi passa principalmente per due analisi mirate: il test istologico e l'analisi sierologica.

Il test istologico [25-27] consiste in una biopsia duodenale che mette in evidenza l'enteropatia celiaca, elemento caratterizzante di questa affezione. La celiachia infatti danneggia la mucosa della parte prossimale del piccolo intestino, con un danno che decresce in direzione distale, e nei casi più gravi si estende fino all'ileo.

La mucosa del piccolo intestino, nel paziente celiaco non sottoposto a dieta aglutinica, si presenta appiattita con villi e microvilli diminuiti in altezza, le cripte di Lieberkühn restano profonde ed iperplastiche, tanto che lo spessore totale della mucosa può essere aumentato. L'interpretazione istologica delle biopsie può porre degli importanti interrogativi dal momento che lo sviluppo delle lesioni nella malattia celiaca è un processo dinamico e può manifestarsi in vari stadi o con differenti tipi di lesione. Inoltre è opportuno sottolineare che le suddette alterazioni, pur essendo caratteristiche per malattia celiaca, non sono però specifiche per questa malattia. Si riconoscono infatti diverse condizioni patologiche caratterizzate da alterazioni intestinali del tutto simili a queste.

Spesso l'unica anormalità in una mucosa con normale architettura villare è la presenza di un aumentato numero di linfociti intraepiteliali (IEL).

Marsh e Crowe hanno proposto per primi uno schema di diagnosi istologica della celiachia che comprendesse l'ampio spettro di lesioni istologiche e permettesse, tramite le loro comparazione, di attribuirle alle diverse fasi della malattia.

- Tipo 0: *lesione preinfiltrativa.*

In questo stadio la mucosa è normale. Bisogna ricordare che i villi normali non sono perfettamente appaiati, ma tendono ad avere diverse altezze e a dirigersi verso varie direzioni.

- Tipo 1: *lesione infiltrativa.*

E' caratterizzata da una normale architettura villare, un normale taglio delle cripte ed un incrementato numero di IEL. Una lesione di tipo 1 si può osservare spesso in pazienti celiaci in dieta aglutinata che assumono ancora piccole quantità di glutine o che non sono ancora in piena remissione. Inoltre tale reperto si può trovare sia nei parenti di primo grado di pazienti celiaci così come in alcuni individui con dermatite erpetiforme. Questo stadio non è diagnostico di malattia celiaca e, secondo gli attuali criteri diagnostici dell'ESPGAN (*European Society for Pediatric Gastroenterology, Hepatology and Nutrition*), i pazienti non dovrebbero seguire la dieta senza glutine. Tuttavia, i pazienti con questo tipo di lesione dovrebbero essere controllati per un tempo indefinito, dal momento che nel corso degli anni può verificarsi un aggravamento delle lesioni istologiche fino alla comparsa della mucosa piatta.

- Tipo 2: *lesione iperplastica.*

E' caratterizzata da una moderata atrofia villare, un aumentato numero di IEL e iperplasia delle cripte e degli elementi ghiandolari. Questo stadio non è di frequente riscontro nella pratica clinica e si può osservare sia in pazienti con dermatite erpetiforme che in pazienti che presentano le tipiche lesioni "a chiazze".

- Tipo3: *lesione distruttiva.*

Rappresenta la lesione diagnostica di celiachia. E' caratterizzata da atrofia villare e iperplasia delle cripte accompagnate da incremento di IEL; talvolta è possibile riscontrare una lesione di tipo 3 senza un incremento di IEL in soggetti che hanno appena cominciato la dieta aglutinata.

- Tipo 4: *lesione ipoplastica.*

Questa lesione è estremamente rara ed è caratterizzata da un'atrofia villare totale, con cripte normali, conta normale dei IEL e deposizione di collagene nella mucosa e sottomucosa per cui si parla di "sprue collagenoso". E' presente in un gruppo molto limitato di pazienti che non rispondono alla dieta aglutinica e può sviluppare complicanze maligne.

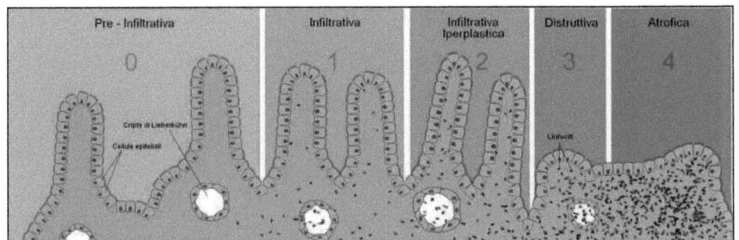

Figura 3: Rappresentazione delle lesioni istologiche della mucosa intestinale

[http://www.territorioscuola.com/wikipedia/?title=Celiachia ; scaricata martedì 7 febbraio 2012, 15:35:24]

L'analisi sierologica [28] determina il livello di anticorpi specifici antigliadina (AGA), gli anticorpi anti-endomisio (EMA) e gli anticorpi anti-transglutaminasi (anti-tTG) nel sangue.

Gli AGA di classe IgA hanno una sensibilità per la diagnosi della celiachia del 73% ed una specificità dell'87%. Falsi positivi vengono riscontrati in pazienti con patologie gastroenteriche e in controlli sani. Questi anticorpi sono utili per lo screening della malattia nella prima infanzia, ove hanno sensibilità del 97%.

Gli EMA sono anticorpi diretti contro la matrice di collagene che fascia il muscolo liscio nell'intestino dei primati, chiamato endomisio. Questi anticorpi di classe IgA hanno sensibilità e specificità pari circa al 100% (lo svantaggio, è la limitata disponibilità di substrati antigenici).

La sensibilità degli anti-tTG di classe IgA, ricercati in ELISA (*Enzyme-Linked ImmunoSorbent Assay*, Saggio Immuno-Assorbente legato ad un Enzima), è più elevata di quella degli EMA (97% vs 94%), mentre la specificità è sicuramente inferiore (91% vs 100%). Pazienti con allergie alimentari, giardiasi, infezioni intestinali, Morbo di Crohn, rettacolite ulcerosa e patologia epatica cronica possono dare risultati falsi positivi per gli anti-tTG.

Sebbene il test con EMA sia più specifico, il test con anti-tTG deve essere utilizzato come test di prima scelta per lo screening della celiachia per la più elevata sensibilità, riproducibilità e disponibilità di substrato.

La diagnostica sierologica si è recentemente arricchita di un nuovo interessante marcatore, rappresentato dagli anticorpi diretti verso i peptidi deamidati di gliadina (DGP-AGA). La sensibilità di questo test è pari all'84% sia per le IgA che per le IgG, mentre la specificità, in particolare per la classe IgG, è pari al 99%.

Un esame che si è rivelato estremamente utile nella diagnosi di malattia celiaca è l'H_2 breath test [29]. Questo esame si basa sulla possibilità di analizzare nell'aria espirata i gas generati dalla flora batterica intestinale. I principali gas prodotti sono anidride carbonica (CO_2), idrogeno (H_2), metano (CH_4) e piccole concentrazioni di acidi grassi volatili e composti aromatici. Mentre la CO_2 è

15

prodotta da tutte le cellule del nostro organismo, H_2 e CH_4 sono prodotte esclusivamente dai batteri del colon, principalmente anaerobi: se il carboidrato somministrato non viene completamente assorbito, arriva in quantità abnorme al colon dove viene metabolizzato con produzione dei gas succitati ed escrezione con l'aria espirata. La loro produzione indica quindi o che un substrato è stato esposto in quantità abnorme alla fermentazione batterica nel colon oppure che batteri sono localizzati in zone dove sono abitualmente quasi assenti (come avviene nella sindrome da contaminazione batterica dell'intestino tenue).

Tale esame ha un ruolo molto importante nella diagnostica della malattia celiaca, dal momento che in questa patologia il malassorbimento dei carboidrati è dovuto alla riduzione della superficie assorbente e dalla diminuzione dell'attività disaccaridasica.

L'H_2 breath test al sorbitolo è il breath test cardine nella diagnosi di malattia celiaca. Utilizza come substrato il sorbitolo, che è un polialcool assorbito per diffusione passiva in quantità, dose e concentrazione-dipendente. Tale test potrebbe avere anche un ruolo importante nel definire il grado di danno istologico, dal momento che la quantità di H_2 espirato sembra potersi correlare al danno istologico.

L'H_2 breath test al lattosio studia la capacità dell'intestino di assorbire il lattosio, zucchero del latte che per essere assorbito necessita di un enzima, la disaccaridasi, che idrolizza il lattosio in galattosio e glucosio e che si trova sui villi intestinali. Tale test è utile nei celiaci per definire un corretto orientamento dietetico.

L'H_2 breath test al lattulosio o al glucosio viene utilizzato per rilevare eventuali condizioni di contaminazione batterica dell'intestino tenue, condizione che è spesso presente nella malattia celiaca e che contribuisce al peggioramento della sintomatolgia clinica.

Tuttavia entrambi questi ultimi due esami sono inficiati da una sensibilità e specificità alquanto bassa (sensibilità del 62% e 81% e specificità del 83% e 89% usando rispettivamente lattulosio e glucosio).

Il breath test è sicuramente un test molto importante nella diagnostica non invasiva della malattia celiaca: è di facile esecuzione, facilmente reperibile, e permette di ottenere delle informazioni importantissime. Tuttavia può essere influenzato da alcuni fattori come l'assunzione di antibiotici e dal fatto che alcuni individui presentano una ridotta escrezione di H_2 dopo somministrazione di un carboidrato dal momento che producono più elevate concentrazioni di CH_4 piuttosto che H_2.

Infine esiste una stretta associazione tra celiachia e HLA (*Human leukocyte antigen*, antigene umano leucocitario) [30]. E' ormai indiscusso il ruolo di alcune molecole HLA di classe II, in particolare HLA-DQ2 e HLA-DQ8, nel determinare la suscettibilità di un individuo allo sviluppo della malattia.

16

Oggi, è possibile tipizzare l'HLA con dei kit commerciali e con un procedimento piuttosto semplice che prevede l'estrazione del DNA, la relativa amplificazione mediante PCR e l'elettroforesi su gel. Con questo semplice test genetico si caratterizza l'aplotipo del soggetto, ovvero la presenza o assenza di un HLA a rischio e si può anche valutare un gradiente di rischio per lo sviluppo della celiachia. La tipizzazione HLA ha dunque un valore predittivo negativo pressoché assoluto. Inoltre, può essere un utile strumento nella diagnosi di celiachia nei casi in cui si abbiano pattern sierologici e/o istologici ambigui, e soprattutto nell'ambito di una strategia di screening per individui asintomatici che appartengono a "gruppi a rischio".

2.5. Celiachia e HLA

La celiachia è oggi considerata la malattia su base genetica più diffusa in Europa.

L'informazione contenuta nel DNA, nei geni associati alla celiachia, non determina lo stato patologico, ma codifica per la condizione di predisposizione o non predisposizione alla malattia.

In altre parole, non si nasce celiaci, ma si nasce predisposti o non predisposti a sviluppare la celiachia. Gli individui che posseggono, nel loro patrimonio genetico i geni di predisposizione possono diventare celiaci in seguito all'esposizione a certi fattori ambientali, ma è anche possibile che, pur essendo predisposti non sviluppino mai la malattia.

Come già esposto precedentemente la principale causa dell'insorgenza della malattia è l'esposizione al glutine, ma possono contribuire altri fattori scatenanti come una gravidanza, un intervento chirurgico, un'infezione virale da Rotavirus, o altre occasioni di stress acuto.

La presenza di una forte componente genetica nella malattia celiaca è dimostrata da numerose evidenze [31], quali:

- l'elevata prevalenza nei parenti di 1° grado (il 10-12% circa dei familiari di 1° grado dei soggetti celiaci è affetto, con un rischio di almeno 20 volte maggiore di quello della popolazione generale);

- il tasso di concordanza tra gemelli monozigoti (82%) è maggiore di quello dei gemelli dizigoti (13%);

- il coinvolgimento dei geni del sistema HLA nella suscettibilità verso la malattia, che ha fatto sì che l'indagine genetica acquisisse, in questi ultimi anni, un'importanza sempre maggiore.

I loci HLA sono parte del complesso MHC (*Major Histocompatibility Complex*, Complesso Maggiore di Istocompatibilità) mappato sul braccio corto del cromosoma 6, sistema complesso ed estremamente polimorfico.

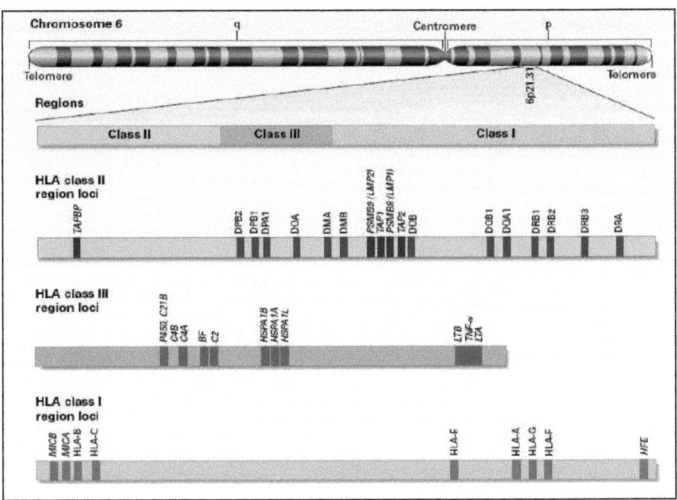

Figura 4: Organizzazione del Sistema Maggiore di Istocompatibilità nel braccio corto del cromosoma 6.

Il sistema HLA comprende geni di classe I, II e III che sono essenziali per una corretta risposta immunitaria.

Le molecole HLA di classe I sono esposte sulla superficie di tutte le cellule nucleate. La loro funzione è quella di legare antigeni proteici, o parti di essi, di origine infettiva o tumorale e presentarli ai linfociti T CD8+ che, grazie alla loro attività citotossica, sono in grado di uccidere le cellule infettate.

Le molecole HLA di classe II (comprendono i geni DR, DQ, DP), sono quelle coinvolte nella patogenesi della celiachia e sono esposte sulla superficie delle dei linfociti B, dei macrofagi, delle cellule endoteliali e dei linfociti T attivati. La loro funzione è quella di legare gli antigeni provenienti dalla distruzione di patogeni extracellulari e presentarli ai linfociti T helper CD4+. Questi attivano la produzione di citochine le quali controllano sia la produzione di anticorpi, che la risposta cellulare.

Nella regione HLA di classe III sono localizzati geni altamente polimorfici che controllano la sintesi di glicoproteine facenti parte del complemento, di citochine (come il TNF-α) e di altre proteine presenti nel siero.

Gli alleli HLA vengono ereditati in modo mendeliano codominante; questo è il motivo per il quale ciascun individuo può manifestare i due alleli d'origine paterna e materna.

19

Il complesso dei geni HLA presenti su ciascun cromosoma viene definito *aplotipo*. Senza influenze esterne, ogni possibile aplotipo avrebbe la medesima frequenza, tuttavia si osserva che molti alleli presentano la tendenza ad essere trasmessi assieme, secondo gruppi definiti. La natura di questo fenomeno è verosimilmente funzionale, poiché alcune combinazioni alleliche conferiscono una maggior resistenza immunitaria. Inoltre, la regione HLA conserva un limitato crossing-over che impedisce la dispersione degli alleli nell'ambito della popolazione.

L'ereditarietà della celiachia, come quella di altre malattie immuno-mediate, non segue esclusivamente i classici modelli di trasmissione mendeliani (dominante, codominante, recessivo o x-linked), ma è di tipo multifattoriale: si osserva una certa "familiarità" della patologia, con un aumento dei casi tra i parenti di 1° grado del probando rispetto alla popolazione generale. Vi è, inoltre, un forte tasso di concordanza della patologia tra i gemelli monozigoti rispetto ai gemelli dizigoti.

Numerosi studi riportano che la malattia celiaca si associa frequentemente alla presenza di specifici geni del sistema HLA, codificanti gli eterodimeri DQ2 e DQ8.

La molecola DQ2 associata alla celiachia è costituita da una catena α e una catena β codificate rispettivamente dagli alleli HLA-DQA1*0105 e HLA-DQB1*0201 (aplotipo DR3) o HLA-DQA1*0201 e HLA-DQB1*0202 (aplotipo DR7).

Gli alleli HLA-DQA1*0105 e HLA-DQB1*0201 possino essere localizzati sullo stesso cromosoma (configurazione *cis*) insieme a DRB1*03 (DR3). Questi geni, infatti, sono in *linkage disequilibrium*, cioè appartengono ad un blocco di geni che si conserva immodificato. Comunque questi stessi alleli possono trovarsi anche in cromosomi diversi (configurazione *trans*): pertanto l'allele DQA1*05 sarà nell'aplotipo DRB11 o DRB12 (DR11-DR12), e l'allele DQB1*0201 si troverà nell'aplotipo DRB1*07 (DR7), con un'altra catena α. I soggetti predisposti che presentano una configurazione *cis*, hanno ereditato entrambi gli alleli da un solo genitore, mentre i soggetti che presentano configurazione *trans*, hanno ereditato un allele da ciascuno dei genitori.

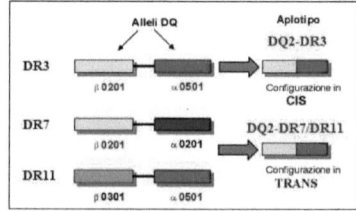

Figura 5: Alleli DQA1*05 e DQB1*0201 in configurazione cis ed in configurazione trans.

[Tesi di Laurea Specialistica in Biologia Applicata di Serena Chierichetti, Relatore Prof.ssa Roma Magistrelli: *Aplotipi HLA-DQ e gradiente di rischio per la celiachia nella popolazione marchigiana*; Università Politecnica delle Marche, Facoltà di Scienze, Anno Accademico 2008-2009; pag.45]

Il sequenziamento dei geni HLA DQA1, DQB1 e DRB1, responsabili della sintesi delle macromolecole HLA DQ e DR, ha rivelato che ad ogni aplotipo genico corrisponde un determinato aplotipo sierologico.

Nel malattia celiaca la reazione autoimmune è scatenata dalla gliadina che ha un'alta affinità per la tasca dell'eterodimero DQ2.

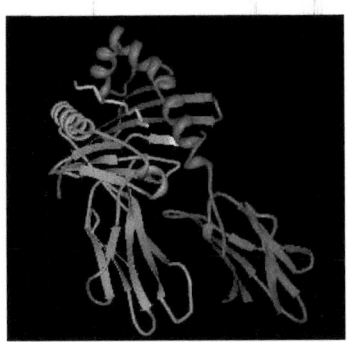

Figura 6: HLA-DQ2 legato ad un peptide deaminato di gliadina nel sito di legame (catena α in rosa, catena β in azzurro, peptide di gliadina deaminato in giallo)

[http://en.wikipedia.org/wiki/HLA-DQ2 scaricata martedì 7 febbraio 2012, 17:16:19]

In seguito a questo legame vengono attivate le cellule T glutine specifiche in grado di fungere da cellule helper nei confronti dei linfociti B. Questi, in risposta a questo fenomeno, producono anticorpi sia verso la gliadina, sia verso la tTG. Gli anticorpi diretti contro la tTG attivano una reazione immunitaria distruttiva verso tutti i tessuti che la contengono come il sistema nervoso, la cute, i denti, il fegato, il pancreas e soprattutto la mucosa intestinale.

L'aplotipo DQ2 è stato osservato nel 90-95% dei pazienti, mentre l'aplotipo DQ8 è presente in circa il 5%. Esiste altresì una quota di pazienti celiaci (meno del 2%) che non possiede né il DQ2 né il DQ8. Inoltre bisogna considerare che circa il 25-30% della popolazione presenta i suddetti aplotipi predisponenti senza mai sviluppare la malattia.

HLA-DQ	TYPING SIEROLOGICO	APLOTIPO 1			APLOTIPO 2			FREQUENZA IN PAZIENTI CELIACI
		DRB1*	DQA1*	DQB1*	DRB1*	DQA1*	DQB1*	
	DR3-DQ2 / -	0301	0501	0201	-	-	-	
DQ2	DR3-DQ2 / DR3-DQ2	0301	0501	0201	0301	0501	0201	90 - 95%
	DR3-DQ2 / DR7-DQ2	0301	0501	0201	07	0201	0202	
	DR5-DQ7 / DR7-DQ2	11	0505	0301	07	0201	0202	
DQ8	DR4 - DQ8	04	0301	0302	-	-	-	5%

Tabella 1: Dati relativi alla frequenza dei singoli aplotipi e la predisposizione genetica alla celiachia
[Presentazione del Dott. Marco Brizzi: *Fattori genetici coinvolti nella patogenesi della malattia, diagnostica molecolare presentazione* Autore Dott. Marco Brizzi (creata il 27/05/2011) scaricata lunedì 6 febbraio 2012, 15:33]

La presenza di DQ2 in omozigosi (per DQ2 omozigote s'intende una duplice copia della catena β codificata dall'allele DQB1*02 associata ad almeno una copia dell' allele DQA1*05), o del solo allele DQB1*02 in omozigosi, determinerebbe un maggiore rischio di celiachia in quanto aumenterebbe il livello di espressione degli eterodimeri DQ2 sulla superficie delle cellule APC (*Antigen-Presenting Cell*, cellule che presentano l'antigene) e quindi il loro grado di affinità per le sequenze aminoacidiche del glutine rispetto alla condizione di eterozigosi ("*gene dose effect*").

Data la stretta correlazione tra HLA e celiachia, il test genetico per la tipizzazione dell'HLA-DQ è ormai frequentemente utilizzato in ambito clinico [32]. L'applicazione clinica è dovuta al suo valore predittivo negativo dell'assenza degli eterodimeri codificanti per gli aplotipi HLA a rischio, che è stimato molto vicino al 100%. Proprio per questo motivo è consigliato soprattutto ai parenti di primo grado dei celiaci e ai soggetti sospetti in modo che, in assenza di HLA predisponente, si possa escludere la diagnosi di celiachia con una probabilità del 100% circa. In caso di HLA positivo, si definisce un follow-up diagnostico che consiste nel dosaggio sierologico degli anticorpi anti-endomisio, anti-gliadina e anti-trasglutaminasi. Nel caso in cui si riscontri un HLA predisponente e gli esami sierologici siano negativi, il paziente dovrà ripetere i dosaggi anticorpali ogni due anni per verificare o meno l'evoluzione della patologia. Se invece un individuo predisposto, risulta positivo agli esami sierologici, si procederà con una biopsia intestinale per confermare la presenza del danno mucosale.

Il test genetico per la tipizzazione dell'HLA associato al morbo celiaco permette dunque di:

- determinare la condizione di soggetti a rischio o di soggetti non a rischio;
- quantificare il rischio genetico per la celiachia sulla base del tipo di HLA;

- escludere definitivamente la celiachia in assenza di DQ2 e DQ8 e sulla base della conoscenza del quadro clinico complessivo del soggetto [33].

2.6 Terapia

L'unica cura possibile per la malattia celiaca è la dieta priva di glutine.

Per la maggior parte dei pazienti, la dieta farà scomparire i sintomi e curerà i danni intestinali presenti. I miglioramenti cominceranno dopo pochi giorni dall'inizio della dieta: l'intestino tenue di solito guarisce in un periodo che va dai tre ai sei mesi nei bambini, ma potrebbe impiegare diversi anni nel caso degli adulti.

Ne consegue anche la regressione e la prevenzione delle eventuali patologie correlate. Anche se ci sono dubbi sugli effetti benefici della dieta priva di glutine rispetto all'infertilità ed alle malattie autoimmuni, è comunque ampiamente accettato l'effetto protettivo sul metabolismo osseo e sullo sviluppo di neoplasie.

Sono attualmente in corso le sperimentazioni sulla cosiddetta "Pillola Fasano", dal nome dello studioso che ha ideato questo farmaco, che il celiaco dovrà assumere prima dei pasti contenenti glutine [34]. Il principio attivo del farmaco è il *larazotide* che è in grado di diminuire la permeabilità intestinale indotta dal glutine inibendo la zonulina, impedendo quindi il passaggio del glutine a livello della lamina propria.

Un'altra possibilità terapeutica è rappresentata dal tentativo di creare grano "detossificato", cioè privo delle sequenze immunogeniche derivate dal glutine in grado di stimolare i linfociti T, attraverso la sostituzione di un singolo nucleotide nel DNA del grano.

Negli ultimi anni molti ricercatori si sono interessati all'uso di enzimi proteolitici (prolil-endopeptidasi, cisteina-proteasi) derivati da batteri o altri microrganismi. L'idea è quella di somministrare tali enzimi come supplementazione alla dieta con glutine, per favorire la digestione dei suoi peptidi tossici. Questi enzimi si potrebbero usare anche per "predigerire" il glutine e poi panificare, creando nuovi prodotti speciali che saranno più economici e gustosi rispetto ai cibi senza glutine ora disponibili [35].

Altri studi si stanno concentrando sull'uso di inibitori specifici della reattività T cellulare glutine-dipendente e sulla produzione di un vaccino che protegga l'individuo per tutta la vita.

Ad oggi, queste terapie in fase sperimentale richiedono approfondimenti riguardo la loro potenziale tossicità e reale efficacia quindi attualmente non rappresentano una valida alternativa alla dieta aglutinica [35].

Alcune persone celiache non migliorano, nemmeno seguendo una dieta senza glutine. Il motivo più frequente della scarsa efficacia della dieta è che vengono ancora assunte piccole quantità di glutine. Tra le fonti di glutine nascoste troviamo gli additivi, come l'amido modificato, i conservanti e gli stabilizzanti a base di frumento. Molti alimenti a base di cereali e di riso vengono prodotti in aziende che fabbricano anche prodotti a base di grano, quindi possono essere contaminati con il glutine presente nel grano.

In casi rari, purtroppo, il danno all'intestino continuerà a manifestarsi, nonostante una dieta del tutto priva di glutine. Le persone affette da questa malattia, nota come celiachia refrattaria, hanno danni gravi all'intestino che non possono essere curati. Poiché il loro intestino non assorbe sufficienti sostanze nutritive, potrebbero aver bisogno di riceverle direttamente nel sangue, per via endovenosa. I ricercatori stanno studiando terapie farmacologiche per questo tipo di celiachia.

Capitolo 3
CELIACHIA E ALIMENTAZIONE

3.1 La dieta senza glutine

Fino a 10 anni fa ricevere una diagnosi di celiachia significava vedere radicalmente rivoluzionato e ridotto il proprio stile di vita e regime alimentare. Gli alimenti per celiaci erano pochi, il loro reperimento avveniva esclusivamente nelle farmacie e, cosa non del tutto trascurabile, la palatabilità era decisamente scadente e produceva, in coloro che si mettevano a dieta, grandi sensi di disagio e frustrazione.

Oggi giorno, grazie alla diffusione e maggior conoscenza della malattia celiaca, molte ditte e fabbriche di prodotti alimentari si sono specializzate nella produzione di alimenti per celiaci. Esiste infatti attualmente una vastissima quantità e varietà di prodotti per celiaci, resi disponibili non più solo nelle farmacie bensì anche nei supermercati o altri negozi alimentari quindi più a buon mercato. Si stanno inoltre diffondendo alcuni ristoranti o pizzerie con menù per celiaci ed alcune gelaterie stanno adottando i criteri di esclusione del glutine dalla produzione.

Tutti questi cambiamenti hanno incrementato non di poco la qualità della vita dei celiaci. Il semplice fatto che la malattia sia più conosciuta che in passato ha una notevole ripercussione sulla "normalizzazione" della condizione di malato.

Un ulteriore contributo migliorativo alla condizione del celiaco l'ha sicuramente dato il passaggio della celiachia a malattia sociale. Con la legge n.123 del 4 luglio 2005, la celiachia è stata riconosciuta come malattia sociale, dando luogo a tutta una serie d'interventi a favore di questa categoria di malati che attualmente possono contare su un insieme di agevolazioni in vari ambiti: per esempio è previsto che ci sia un menù per celiaci all'interno delle scuole, degli asili, delle mense universitarie e lavorative, negli ospedali e nelle strutture pubbliche dove è presente una mensa.

La situazione appare particolarmente felice quando si nota, anche nei distributori automatici, la presenza di alimenti con la spiga barrata, simbolo ufficiale per indicare gli alimenti privi di glutine [1].

3.2 Dove si trova il glutine? Cibi vietati ai celiaci

Il glutine è presente nei seguenti cereali:

- Il *grano* o *frumento* e suoi derivati

  Le farine di frumento sono utilizzate per la panificazione, per la produzione di paste alimentari, di biscotti, di dolci, ecc.: in particolare il grano duro è utilizzato per la produzione di pasta alimentare e di pane in alcune zone, quello tenero per la produzione di pane e altri prodotti da forno.

  - Il <u>burghul</u>, deriva dal frumento integrale germogliato, i cui chicchi vengono cotti al vapore, seccati al sole e poi macinati grossolanamente;
  - Il <u>couscous</u>, alimento tipico dell'Africa del nord e della Sicilia occidentale, costituito da granelli di semola di grano duro macinati grossolanamente, cotti al vapore e poi seccati;
  - Il <u>setain</u>, alimento altamente proteico che deriva dal glutine del grano tenero. Questo si ottiene allontanando l'amido della farina attraverso il risciacquo, fino ad ottenere un agglomerato costituito dal glutine, che poi viene cotto in acqua bollente insaporita con alga kombu e salsa di soia. E' utilizzato nella dieta vegetariana come sostitutivo della carne per produrre hamburger, polpette vegetali, wurstel e affettati.
  - Il <u>frik</u> o <u>grano verde egiziano</u>.
  - Il <u>kamut</u>, altra varietà del grano duro, con semi mediamente tre volte più grandi di quelli del grano comune e, rispetto quest'ultimo, vanta un maggior contenuto di proteine, aminoacidi, vitamine ed un'elevata digeribilità.
  - Il farro, varietà di grano molto antica, la cui caratteristica è quella di crescere bene su terreni poveri di elementi nutritivi.

- L'*orzo*:

  questo viene impiegato per la panificazione, per la produzione di birra, come surrogato del caffè e in molte preparazioni alimentari come zuppe e minestroni.

- La *segale*:

  assieme al frumento, è il cereale più utilizzato per la produzione del pane; si usa anche nelle pappe infantile, come cereale per la colazione e fermentato per la produzione di alcolici.

- L'*avena*:

  cereale con il maggiore contenuto di proteine (15%). Viene aggiunta in alcuni preparati per l'infanzia, in alcuni tipi di pane, alle miscele di cereali per la colazione ed ai "muesli". In merito alla sua tossicità esistono oggi forti dubbi, tuttavia, nell'attesa che si compiano studi più approfonditi circa la reazione immunitaria che essa scatena nell'intestino dei soggetti celiaci, è opportuno evitarne il consumo.

- Il *triticale*:

  varietà genetica creata dall'uomo, tramite l'ibridazione tra frumento e segale (al pari di quest'ultima ha una buona resistenza alle basse temperature, pur essendo facilmente panificabile come il frumento).

3.3 Alimenti naturalmente privi di glutine

Nell'elenco che segue si riportano i cibi naturalmente privi di glutine e quelli che, durante il processo di lavorazione, tendenzialmente non subiscono rischi di contaminazione crociata involontaria da glutine:

- *cereali, farine e tuberi*:

    - riso:

        insieme al frumento, è il cereale più consumato dall'uomo. Ne esistono divere qualità, a seconda dei processi industriali a cui viene sottoposto: riso bianco (il chicco è sottoposto a sbramatura, pulitura e sbiancatura), riso parboiled (il chicco è sottoposto a macerazione, cottura, asciugatura e macinazione), riso integrale (non è sottoposto a raffinazione).

    - mais:

        rappresenta la base alimentare tradizionale nelle popolazioni dell'America latina e, localmente, in alcune regioni dell'Europa e dell'America del nord. I chicchi di questo cereale possono essere consumati lessati o alla griglia, oppure se sgranati e lessati possono essere serviti in insalata o come contorno. I chicchi fioccati, ovvero cotti a vapore poi schiacciati attraverso una pressa a rulli ed essiccati, si consumano inzuppati nel latte solitamente per la prima colazione e vengono chiamati *corn flakes*. Quando sono soltanto tostati i chicchi di alcune varietà "scoppiano" dando luogo ad una pallina leggera, bianca e croccante di forma irregolare: il *pop corn*.

        Dal germe si può ottenere anche un olio. La farina di mais è utilizzata nella preparazione di diversi piatti (tra i quali il più noto è la polenta), alcuni tipi di pane e alcuni dolci. Dal mais inoltre si estrae l'amido, che viene poi usato per altre preparazioni alimentari. Il mais è usato anche nella fabbricazione di liquori e bevande, particolarmente in America meridionale (la *chicha*) e negli Stati Uniti, dove si produce il *Bourbon*.

    - miglio e sorgo:

        il contenuto di proteine di questi cereali è simile al frumento ed al mais. Il miglio ha il contenuto di carboidrati maggiore dopo il riso, è relativamente ricco in ferro e in fosforo e soprattutto di acido folico, ma è povero di calcio.

    - grano saraceno:

        non appartiene alla famiglia delle *graminacee* ma alle *poligonacee*, che sono piante da fiore. Originario della Cina dove la sua farina è utilizzata per produrre pane, è stato importato nei paesi occidentali, dove trova impiego per *porrige* e prodotti tipici (in Italia, la polenta ed i pizzoccheri della Valtellina). Nell'alimentazione dei celiaci i suoi chicchi vengono utilizzati alla stregua di quelli degli altri cereali senza glutine per zuppe, minestre, farina per polenta e pasta, crespelle e per accompagnare legumi e verdura cotta. Può anche essere consumato crudo e germogliato. Le proprietà nutrizionali del grano saraceno sono elevate, dato il suo profilo aminoacidico che rende le sue proteine di elevato valore biologico; è inoltre ricco di manganese e magnesio.

- patata:

è un tubero commestibile ottenuto dalle piante della specie *Solanum tuberosum*, molto utilizzato a scopo alimentare. Dal punto di vista nutrizionale la patata è conosciuta principalmente per l'alto contenuto in carboidrati. Uno degli utilizzi principali è quello delle patate congelate che comprende la grande maggioranza delle patate fritte servite nei ristoranti e nei *fast-food*. Un altro prodotto industriale è quello degli *snack* a base di patata, le cosiddette "patatine". I fiocchi di patate vengono prodotti facendo essiccare un impasto di patate bollite e sono utilizzati in diversi prodotti alimentari, dai preparati per purè agli *snack*.

Un altro prodotto disidratato è la fecola di patate, ricavata dall'essiccamento di patate bollite, è di colore bianco (infatti viene anche chiamata farina di patate), priva di glutine, ricca di amido ed è utilizzata nell'industria alimentare come addensante per salse e per rendere più soffici i prodotti di pasticceria.

- manioca:

è una pianta originaria dell' America del sud e dell'Africa subsahariana. Ha una radice a tubero commestibile, lunga che si assottiglia a un'estremità come una carota, ed è la terza più importante fonte di carboidrati nell'alimentazione umana mondiale nei paesi tropicali. La radice viene preparata e cucinata in moltissimi diversi modi, molti dei quali identici a quelli impiegati per le patate: la si può mangiare bollita, eventualmente schiacciata in forma di purè, oppure dopo la bollitura o la cottura a vapore può essere affettata o ridotta in piccoli pezzi e fritta come le patatine o arrostita come le patate al forno. La manioca può essere anche pestata per ottenere una fecola o farina insapore nota come *tapioca*, che si può utilizzare per creare un dolce simile al budino di riso, o per realizzare alimenti simili al pane e altri derivati della farina di grano. Dalla polpa della radice di manioca, schiacciata e fatta fermentare, si possono ottenere anche bevande alcoliche.

- amaranto:

è una pianta che appartiene alle *amarantacee* e costituisce un alimento tipico dell'America centrale, da cui è stato importato in tutte le parti del mondo, dove è utilizzato anche come pianta ornamentale. Ha infatti un colore rosso cupo ("rosso amaranto") e i suoi semi sono piccolissimi. Una volta cotto forma una massa gelatinosa è per questo è utilizzato per "tagliare" gli altri cereali, in modo da aumentare il potere nutritivo del piatto.

- quinoa:

   appartiene alla famiglia degli spinaci e della barbabietola ed è una pianta tipica dei popoli andini. Questa particolare pianta produce una spiga dalla quale si ricavano dei chicchi che possono essere usati come ingredienti base di zuppe, minestre, sia crudi germogliati che cotti e con la farina si ottengono pane e pasta. Le sue proteine hanno elevato valore biologico e contiene molti minerali (fosforo, magnesio, ferro, zinco)

- *Frutta, verdura e legumi*:

   tutti i tipi di frutta (fresca, secca, essiccata, sciroppata), di verdura (fresca, congelata, conservata sott'olio, sott'aceto, sotto sale ecc.) e tutti i tipi di legumi (fagioli, piselli, lenticchie, ceci, lupini, fave, soia) sono naturalmente privi di glutine.

- *Latte e derivati*: latte, yoghurt, formaggi, panna

- *Carne, pesce e uova*:

   tutti i tipi di carne e pesce fresco, congelato, surgelato, al naturale, sott'olio, sotto sale ecc. sono naturalmente privi di glutine.

- *Grassi da condimento*:

   grassi di origine animale (burro, lardo strutto) e grassi di origine vegetale (oli vegetali, da preferire l'olio extravergine di oliva).

- *Zuccheri, dolciumi e bevande*:

   tutti gli zuccheri (saccarosio, destrosio, fruttosio, ecc.), miele, succhi di frutta non addizionati, bevande gassate, caffè, vino, rhum, grappa, tequila, cognac, whisky scozzese.

Ancora poche aziende dichiarano gluten free i propri prodotti. L'allarme arriva dall'ultimo congresso annuale dell'*American College of Gastroenterology* di Washington.

I cosmetici (incluso burro di cacao e rossetto) e i prodotti per detergere la pelle (incluso dentifricio e collutorio) non sono un problema per chi è affetto da celiachia, neppure nella variante della dermatite erpetiforme.

I celiaci possono tranquillamente assumere tutti i farmaci presenti sul mercato. Il Ministero della Salute ha confermando che i limiti imposti attualmente dalla Farmacopea Europea consentono di considerare "*adatti ai soggetti affetti da celiachia anche i medicinali contenenti amido di frumento, salvo casi di ipersensibilità individuale che dovrà essere valutata caso per caso*". Infatti la Farmacopea Europea dal 1999 ha imposto per l'amido di frumento presente come eccipiente, un contenuto proteico totale il cui quantitativo massimo è stato limitato alla misura dello 0,3% (il quantitativo massimo di glutine è quindi limitato da tale disposizione e risulta del tutto innocuo per il celiaco). Comunque, sul sito *www.federfarma.it*, è possibile verificare se un determinato farmaco contiene glutine o meno.

Per quanto riguarda i preparati omeopatici, allo stato attuale in Italia non sono riconosciuti come "medicinali", quindi non esiste una normativa di riferimento che ne disciplini i costituenti, compresa l'eventuale presenza di glutine.

L'Associazione Italiana Celiachia pubblica annualmente il "Prontuario AIC degli Alimenti", che raccoglie una vasta gamma di prodotti alimentari ritenuti "a minor rischio" di contaminazione da glutine, cioè con un contenuto in glutine inferiore a 20 ppm (parti per milione o mg/kg). Tale valore limite, indicato dal Ministero della Salute con la nota prot. 600.12/ AG32/2861, del 2 ottobre 2003, e individuato dal *Codex Alimentarius* e dalla Commissione Europea come la soglia limite per poter definire un alimento "*gluten free*", è determinato analiticamente con una buona affidabilità mediante il metodo "immunoenzimatico" Elisa r5.

Il Prontuario AIC vuole essere uno strumento utile e di facile consultazione sia per i consumatori celiaci che lo utilizzano per la spesa di ogni giorno, sia per il settore ristorazione per la preparazione di piatti e pietanze, sia per le aziende alimentari che intendano comunicare l'idoneità dei propri prodotti [1].

Il Prontuario resta ancora l'unico strumento che può aiutare il celiaco a scegliere anche i prodotti del libero commercio riducendo al minimo il rischio di assumere glutine.

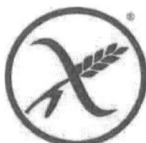

Figura 7: Simbolo della spiga barrata, Marchio Registrato dall'AIC [1]

[http://www.celiachia.it/dieta/Dieta.aspx?SS=176; scaricata martedì 31 gennaio 2012, 12:49:36]

La Spiga Barrata è un simbolo registrato e di proprietà dell'AIC, che alla fine degli anni '90 ha iniziato la Concessione Controllata all'utilizzo della Spiga Barrata, a tutti quei prodotti per i quali sia stata accertata l'idoneità al consumo da parte dei celiaci.

Con questo Progetto, AIC porta sul mercato un simbolo riconosciuto universalmente, più facile da individuare e tranquillizzante, perché il celiaco è consapevole che la Spiga è sinonimo di verifica, controllo, certificazione.

3.4 La contaminazione da glutine

Il problema della contaminazione con glutine di cibi che ne sono privi è molto sentito.

Possiamo definire come contaminazione (accidentale) l'aggiunta involontaria di sostanza al prodotto alimentare / pasto causata da eventi accidentali o comunque non voluti e, pertanto, non controllabili. Normalmente le contaminazioni si esplicano in presenza di tracce della sostanza nel prodotto, con quantitativi al limite della rilevabilità strumentale (ppm o ppb). Le contaminazioni possono essere distinte in:

- contaminazioni crociate, definite come le possibili contaminazioni dovute agli "incroci" del prodotto senza glutine con quello con glutine lungo tutto il processo produttivo, dalle materie prime fino alla consegna al consumatore finale;

- contaminazioni ambientali, definite come le possibili contaminazioni dovute a comportamenti non corretti da parte delle persone in fatto d'igiene o alle condizioni ambientali non perfettamente sotto controllo.

La contaminazione è un problema che caratterizza in maniera trasversale la produzione di alimenti, sia nell'industria che nella ristorazione. Nella preparazione di alimenti le possibili contaminazioni possono essere essenzialmente di tre tipologie: chimica, biologica e fisica. Ad esempio, gran parte delle procedure che si applicano nella produzione e conservazione degli alimenti è finalizzata ad evitare o comunque ridurre al di sotto di livelli accettabili la contaminazione e proliferazione di microorganismi (contaminazione microbiologica) che possono essere patogeni o comportare comunque una perdita o riduzione delle qualità organolettiche del prodotto alimentare. Le tecnologie di produzione, conservazione e controllo degli alimenti, così come la legislazione alimentare, mirano principalmente a mantenere la salubrità e qualità organolettica dei prodotti alimentari, riducendo, eliminando o evitando i rischi per la salute.

La quantità di un alimento contenente glutine sufficiente a provocare danno alla salute del celiaco è estremamente ridotto; se prese singolarmente, le tracce di glutine potrebbero non avere effetti sulla salute del celiaco ma, in termini cumulativi, corrispondono ad un potenziale rischio. Nella pratica, però, non è possibile quantificare la somma di tutte le singole contaminazioni giornaliere perché la contaminazione, proprio per sua natura, è accidentale, quindi non prevedibile, e derivante da una serie di variabili impossibili da tenere sotto controllo.

Per garantire una maggiore sicurezza alimentare al celiaco e per ridurre il rischio di contaminazioni negli alimenti del commercio, AIC prosegue le azioni d'informazione e diffusione della cultura del senza glutine tra gli operatori del mercato alimentare e della ristorazione [1].

Anche in casa si possono tenere alcuni accorgimenti per evitare le contaminazioni accidentali da glutine. Per esempio:

- Non tagliare il pane senza glutine sullo stesso tagliere su cui si taglia il pane glutinoso, soprattutto se il tagliere è di legno.

- Se si cuociono insieme in forno alimenti con e senza glutine, per quest'ultimo si deve utilizzare un recipiente con i bordi rialzati e posizionarlo nella parte superiore del forno.

- Non friggere nello stesso olio in cui precedentemente si è fritto qualcosa di glutinoso, col pangrattato ecc., oppure friggere prima gli alimenti senza glutine.

- Pentole, padelle, forchette, coltelli, mestoli, palette di legno, contenitori, ecc. non devono essere contaminati da alimenti con glutine: prima di utilizzarli per "il senza glutine" devono essere lavati accuratamente; se dedicati in modo esclusivo devono essere conservati in luoghi puliti o chiusi.

- E' meglio predisporre un armadietto per i prodotti destinati ai celiaci e utilizzare contenitori separati.

- Non utilizzare l'acqua di cottura della pasta con glutine per allungare risotti, sughi o altre preparazioni, o per lessare verdura o riso destinati al celiaco.

- Fare attenzione alla macchina per il caffè espresso: se si è precedentemente utilizzata una cialda per caffè d'orzo occorre accuratamente pulire il filtro.

- Dopo qualsiasi lavorazione di alimenti che contengono glutine bisogna sempre lavare accuratamente le mani.

3.5 Difficoltà nel seguire bene la dieta

Nella fascia di età infantile generalmente i soggetti non hanno grosse difficoltà ad eseguire bene la dieta: i bambini, specie quelli in cui è stata diagnosticata la celiachia molto presto, non hanno conosciuto o non hanno ricordi di determinati tipi di cibo, di conseguenza non hanno ancora un preciso stile di vita alimentare, perciò si adattano piuttosto facilmente alle nuove regole, anche perché, di solito, il compito di preparare le pietanze è demandato completamente ai genitori. Invece, nella fase adolescenziale ed in quella adulta, i celiaci incontrano spesso dei disagi nel momento in cui decidono di mangiare fuori casa.

Gli adolescenti hanno bisogno di stare nel gruppo dei loro amici, di fare le cose con i loro coetanei, sentirsi uguali al proprio gruppo dei pari, avere un comportamento che li accomuna, ma devono contemporaneamente fare i conti con una patologia cronica. A volte succede che i giovani, per non sottostare all'imbarazzo di dover parlare della loro condizione di celiaci e dover ordinare spesso qualcosa di diverso (ad esempio se si va a mangiare una pizza), si rifiutano di uscire, oppure negano l'esistenza della malattia e quindi trasgrediscono [36].

Per alcune persone, dover seguire una dieta non pregiudica la qualità della vita poiché sanno gestire la deprivazione di alcuni alimenti senza sentirne il peso, altri invece, possono sentirsi particolarmente svantaggiati a dover far fronte alla malattia, con indubbio coinvolgimento della sfera sociale e qualità della vita.

Ciascuna persona ha un rapporto personale con il cibo: rifacendosi alla psicologia clinica, il latte materno è la prima forma di amore che un individuo sperimenta fin dalla sua nascita. Il latte materno o il cibo in senso lato, non sono solo un nutrimento fisico, ma anche affettivo, sentimentale, emozionale, quindi è facile dedurre che una deprivazione del primo vada ben oltre alla semplice mancanza di un soddisfacimento biologico, ma porta con sé rilevanti componenti di natura sia psicologica che socio-relazionale [37].

Molti celiaci si lamentano della difficoltà nel seguire la dieta aglutinica: le motivazioni più frequenti sono quelle legate alla poca offerta di ristoranti o pizzerie, ma anche alla stessa limitatezza del reperimento degli alimenti nei supermercati o negozi alimentari. Un'altra motivazione è la poca conoscenza tra le persone della malattia celiaca: il dover ripetere spesso di che cosa si tratta e del tipo di limitazione alla quale sono chiamati, aumenta il loro senso di diversità e isolamento.

La capacità di gestione della celiachia è diversa non solo in base all'età ma anche al sesso dei pazienti. In particolare, da uno studio condotto da Hallert e colleghi, è emerso che il genere femminile ha una percezione di qualità della vita inferiore rispetto al genere maschile, in particolare le donne lamentano un maggior numero di episodi di dolori addominali pur a fronte di una mucosa dell'intestino completamente integra. Inoltre le donne sono più scrupolose degli uomini nel seguire bene la dieta anche se il loro benessere non sembra giovarsene.

Le donne, secondo Hallert, riferiscono una percezione del loro stato di salute più precario, spesso con toni dell'umore depressi e stai d'ansia e si stanno ancora studiando le possibili cause di tale differenza tra i generi [38].

Un giusto compromesso tra una dieta attenta e ben eseguita, ma senza lo stress di una scrupolosa osservazione ai minimi dettagli, porterebbe non solo ad una migliore qualità della vita, ma anche ad un miglior benessere fisico e psicologico.

3.6 Consigli nutrizionali

Il regime dietetico del celiaco comporta la totale e costante esclusione del glutine dalla propria dieta e quindi non solo l'eliminazione di alimenti realizzati con ingredienti contenenti tale sostanza proteica, ma anche di quelli che potrebbero esserne contaminati, anche in minima parte, durante i processi di lavorazione o di trasporto. Come impostazione generale si devono tenere in considerazioni le seguenti regole:

- dovranno essere banditi: tutti i cereali contenenti glutine e loro derivati e tutti gli alimenti realizzati con l'aggiunta dei suddetti ingredienti;

- dovranno essere attentamente controllati sia gli ingredienti, sia i processi di lavorazione di tutti gli alimenti, anche naturalmente privi di glutine che sono a rischio;

- potranno essere inseriti nella dieta cereali e prodotti derivati naturalmente privi di glutine, alimenti naturalmente privi di glutine e non a rischio di contaminazione (carne, pesce, uova, verdure, funghi, legumi, la maggior parte dei prodotti caseari, frutta, caffè, vino, olio ecc.), prodotti dietoterapeutici indicati per le diete prive di glutine autorizzati dal Ministero della Salute e quindi inclusi nel Registro Nazionale degli Alimenti per celiaci.

Per facilitare la scelta degli alimenti da inserire nella propria dieta senza glutine l'Associazione Italiana Celiachia ogni anno pubblica un Prontuario aggiornato che si pone come guida pratica agli alimenti a minor rischio per i celiaci.

E' possibile nutrirsi in maniera sana ed equilibrata anche escludendo gli alimenti contenenti glutine, perché gli stessi principi nutritivi contenuti nei cereali "tossici" per i celiaci possono essere ritrovati in altri alimenti, che seppure meno conosciuti, contengono proprietà equivalenti a quelle degli alimenti proibiti. Addirittura questa stessa intolleranza potrebbe essere trasformata in uno stimolo all'adozione di una dieta sana ed equilibrata: la celiachia, infatti, comporta un impegno di educazione alimentare notevole e questo, se in un primo momento si concretizza come uno sforzo, una volta acquisite le giuste abitudini, consente al soggetto celiaco di adottare un regime alimentare benefico e di seguire i principi della "dieta mediterranea".

Quest'ultima si basa su cibi semplici, con cereali integrali, verdure e legumi come piatti di base, integrati da quantità modeste di pesce, formaggi, salumi e carni. Un insieme nutriente ed appetitoso condito essenzialmente con olio extravergine di oliva ed erbe aromatiche, utili per ridurre il consumo di sale.

Ogni gruppo di alimenti ha una sua specifica funzione:

- Il gruppo "*cereali e tuberi*" comprende: riso, mais, grano saraceno, miglio e patate. Questi alimenti costituiscono un'importante fonte di carboidrati e quindi d'energia facilmente utilizzabile. In particolare, il riso e le patate, sono alimenti di facile disponibilità che consentono, al di fuori dell'utilizzo di prodotti dietetici specifici, l'assunzione di una buona quota di energia da carboidrati. I cereali e derivati, apportano buone quantità di vitamine del complesso B nonché di proteine che, pur essendo di scarsa qualità, possono dare origine, in associazione a quelle contenute nei legumi, ad una miscela proteica di valore biologico paragonabile a quello delle proteine animali.

- Il gruppo costituito da "*frutta ed ortaggi*", che comprendente anche i legumi freschi, rappresenta una fonte importantissima di fibra, di provitamina A (presente soprattutto in carote, peperoni, pomodori, albicocche, melone, ecc.), di vitamina C (presente soprattutto in agrumi, fragole, kiwi, pomodori, peperoni, ecc.), di altre vitamine e dei più diversi minerali (di cui particolarmente importante il potassio). Da sottolineare anche la rilevante presenza di antiossidanti che svolgono una preziosa azione protettiva. Gli alimenti di questo gruppo, consentono le più ampie possibilità di scelta ed è opportuno che siano sempre presenti in abbondanza sulla tavola, a cominciare eventualmente dalla prima colazione.

- Il gruppo "*latte e derivati*" comprende il latte, lo yogurt, i latticini ed i formaggi. La funzione principale di questo gruppo è quella di fornire calcio, in forma altamente biodisponibile, nonché proteine di ottima qualità biologica ed alcune vitamine (soprattutto B2 e A).

- Il gruppo "*carne, pesce e uova*" ha la funzione principale di fornire oligoelementi (in particolare zinco, rame e ferro altamente biodisponibile), proteine di ottima qualità biologica e vitamine del complesso B. Nell'ambito del gruppo sono da preferire le carni magre (siano esse bovine, avicole, suine, ecc.) e il pesce. Va invece moderato, per quanto riguarda la quantità, il consumo di prodotti a maggiore tenore in grassi, quali certi tipi di carne e d'insaccati. In questo gruppo è conveniente, dal un punto di vista nutrizionale, includere i legumi secchi (fagioli, ceci, piselli, lenticchie, ecc.), ampliando così la possibilità di scelte e di alternative. Ciò perché anche i legumi, oltre a rilevanti quantità di amido e di fibra, forniscono notevoli quantità di proteine di buona qualità biologica e oligoelementi che sono caratteristici della carne, del pesce e delle uova.

- Il gruppo dei "*grassi da condimento*" comprende tanto i grassi di origine vegetale quanto quelli di origine animale. Il loro consumo dev'essere contenuto, ma va tenuto presente il loro ruolo nell'esaltare il sapore dei cibi e nell'apportare gli acidi grassi essenziali e le vitamine liposolubili, delle quali favoriscono anche l'assorbimento. Sono da preferire i grassi di origine vegetale (in particolare l'olio extravergine d'oliva) piuttosto che quelli di origine animale (come burro, panna, lardo, strutto, ecc.).

La piramide alimentare sottostante mostra visivamente questi principi.

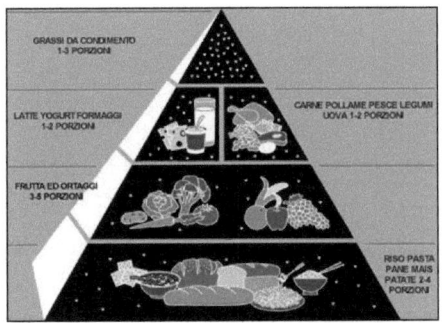

Figura 8: Piramide alimentare che rappresenta la dieta mediterranea.

[http://www.celiachia.it/dieta/Dieta.aspx?SS=182&M=483; scaricata martedì 7 febbraio 2012, 20:29:54]

Perché l'alimentazione sia effettivamente una fonte di benessere e bellezza occorre che tutte le materie prime siano cucinate in modo semplice, le porzioni siano adeguate al consumo calorico giornaliero e in generale che si conduca una vita sana, senza fumo e associata ad una buona attività fisica quotidiana.

Un aspetto da non sottovalutare per raggiungere un corretto equilibrio alimentare sta, oltre che nella giusta composizione degli alimenti, anche nella loro alternanza: infatti solo variando il più possibile i diversi alimenti si garantisce all'organismo l'apporto equilibrato di tutte le sostanze nutrienti e si premia il gusto evitando la monotonia dei sapori.

Capitolo 4
CONCLUSIONE

La celiachia è ad oggi una patologia così comune da aver acquisito una dimensione sociale, per questo motivo si sta discutendo l'opportunità di effettuare uno screening di tutta la popolazione giovanile allo scopo di prevenire le possibili complicanze della malattia mediante un trattamento dietetico appropriato.

Per comprendere le possibili strategie di prevenzione della celiachia occorre considerare la complessità delle cause che conducono allo sviluppo di questa condizione patologica.

La celiachia dipende, infatti, dall'interazione tra numerosi fattori di predisposizione genetica ed ambientale: i fattori ambientali sono rappresentati soprattutto dalla quantità e qualità del glutine assunto, dalla tipologia di alimentazione in generale, specie nei primi mesi di vita, e dalle infezioni a livello intestinale. La prevenzione, dunque, si pone l'obiettivo di ridurre il rischio di sviluppare la malattia attraverso l'intervento sui fattori ambientali che influiscono sulla popolazione generale.

In Italia e in altri paesi europei, il consumo di glutine è molto elevato e corrisponde circa a 10-20g al giorno per persona. Poiché esiste un rapporto diretto tra quantità di glutine assunta ed il rischio di sviluppare la celiachia, una prima possibilità potrebbe essere il mirare ad una riduzione dei consumi di glutine. Tuttavia questa strategia appare di difficile attuazione, visto che la tendenza diffusa è l'aumento dei consumi di prodotti ricchi di glutine, quali pasta e pizza, sia nei paesi occidentali che in quelli in via di sviluppo. Una possibilità preventiva riguarda l'impiego, a fini alimentari, di cereali meno tossici rispetto a quelli usati attualmente. Recenti dati sperimentali suggeriscono che le frazioni più tossiche del glutine (33-mero) sono maggiormente contenute nel grano tenero, che costituisce il 90% dei consumi globali di grano, ed altre varietà di frumento, quali il farro, avrebbero una capacità ridotta di indurre la malattia celiaca perché contengono una minore quantità di peptidi tossici. Pertanto è ragionevole pensare che la frequenza della celiachia potrebbe ridursi a fronte di una sostituzione, almeno parziale, delle varietà di frumento con altre meno tossiche.

Non è ancora chiaro l'effetto dell'"introduzione precoce" (intorno ai 4 mesi) né "tardiva" (verso i 12 mesi) del glutine: per chiarire meglio questi aspetti, l'AIC ha promosso un'indagine multicentrica italiana su lattanti a rischio familiare di celiachia.

Infine, un altro fattore ambientale da considerare è rappresentato dalle infezioni intestinali perché sembrano favorire il rischio di sviluppare la celiachia. Di recente è stato evocato infatti un possibile ruolo del Rotavirus, uno degli agenti più comuni di gastroenterite nel bambino e nell'adulto.

Sembra che gli anticorpi prodotti in risposta all'infezione siano responsabili di una cross-reazione con altre proteine dell'organismo. In particolare questi anticorpi, sarebbero capaci di interagire con l'enzima transglutaminasi, innescando il meccanismo autoimmunitario che determina la lesione intestinale tipica della celiachia. La vaccinazione anti-Rotavirus è ancora in fase di ricerca come una possibile immunizzazione dei soggetti a rischio di celiachia.

Dal punto di vista delle terapie alternative, sarà fondamentale individuare le sequenze tossiche della gliadina, primo passo verso lo sviluppo di una prevenzione primaria della celiachia attraverso una modulazione della risposta immune (il cosiddetto "vaccino") o la selezione, tramite ingegneria genetica, di varietà di grano contenenti glutine detossificato. Un futuro che sta già diventando realtà è l'uso di alcuni enzimi che possano completamente digerire i frammenti di gliadina normalmente resistenti alla digestione, e di inibitori della zonulina che, poiché sono al vaglio di trial clinici umani, sono al momento il rimedio terapeutico alternativo alla dieta priva di glutine.

E' ormai noto da tempo che le complicanze della malattia celiaca rappresentano il principale rischio a cui può andare incontro il paziente celiaco: sebbene siano rare e la diagnosi precoce insieme ad una dieta rigorosa proteggano efficacemente il paziente dalla loro insorgenza, è a causa di queste che si verifica un'aumentata mortalità dei pazienti celiaci adulti.

La dieta senza glutine è al momento l'unica terapia efficace e sicura per il trattamento della celiachia e, in quanto tale, va seguita scrupolosamente per tutta la vita, evitando nel modo più assoluto le trasgressioni volontarie.

L'obiettivo del nutrizionista è il trattamento dietetico per il significativo miglioramento dello stato di salute e la prevenzione delle complicanze. Al fine di ottimizzare l'adeguatezza nutrizionale dell'alimentazione, è auspicabile un regime dietetico il più possibile variato, che includa soprattutto prodotti naturalmente privi di glutine quali mais, riso, grano saraceno, soia, miglio, oltre a verdura, frutta, legumi, latte e derivati, uova, carne e pesce.

Per garantire una maggiore sicurezza alimentare al celiaco e per ridurre il rischio di contaminazioni negli alimenti del commercio, AIC prosegue le azioni d'informazione e diffusione della cultura del senza glutine tra gli operatori del mercato alimentare e della ristorazione.

L'impegno profuso da AIC nella sua oltre trentennale attività ha portato ad un significativo miglioramento della qualità di vita dei celiaci, consentendo loro di affrontare con serenità la vita di ogni giorno nella consapevolezza che si può vivere bene anche senza glutine.

BIBLIOGRAFIA

[1]   *Vademecum Celiachia* 2008 AIC; suppl. n.2a Celiachia Notizie, Anno XXVII n° 66, aprile 2008.

[2]   Gatti S., Catassi C., *La malattia dell'intolleranza al glutine: un viaggio nel tempo.* Bollettino della Facoltà di Medicina e Chirurgia dell'Università Politecnica delle Marche Anno IX n.1, Gennaio 2006

[3]   Corposanto C., *Celiachia, malattia sociale. Un approccio multidisciplinare alle intolleranze alimentari* Editore Franco Angeli 1ª edizione 2011

[4]   Almeida P.L., Gandolfi L., Modelli I.C., Martins Rde C, Almida R.C., Pratesi R., *Prevalence of celiac disease among first degree relatives of Brasilian celiac patients.* Arg. Gastroenterol. 2008 Jan-Mar; 45(1): 69-72.

[5]   Mohindra S., Yachha S.K., Srivastava A., Krishnani N., Aggarwal R., Ghoshal U.C., Prasad K.K., Naik S.R., *Coeliac disease in Indian children: assessment of clinical, nutritional and pathologic characteristics.* J. Pediatr. Gastroenterol. Nutr. 2001 Sep;19(3):204-8.

[6]   Catassi C., Raetsch I.M., Gandolfi L, Pratesi R, Fabiani E, El Asmar R, et al., *Why is coeliac disease endemic in the people of the Sahara?* Lancet 1999; 354: 647-8

[7]   Ferguson A., Arranz E., O'mahony S., *Clinical and pathological spectrum of coeliac disease-active, silent, latent, potential.* Gut 1993;34:150-151.

[8]   Cao A, Dallapiccola B., Notarangelo L.D., *Malattie genetiche. Molecole e geni. Diagnosi, prevenzione e terapia* PICCIN, 2004

[9]   Catassi C., Bearzi I., Holmes G.K.T., *Association of Celiac Disease and Intestinal Lymphomas and Other Cancers.* Gastroenterology 2005;128:S79-S86.

[10] Collin P., Vilska S., Heinonen P.K., *Infertility and coeliac disease.* Gut 1996;39:382-384.

[11] Briani C., Samaroo D., Aleadini A., *Celiac disease: From gluten to autoimmunity.* Autoimmunity Reviews 7 (2008) 644-650.

[12] Sollid L.M., *Molecular Basis of Celiac Disease.* Annu. Rev. Immunol. 2000;18:53-81.

[13] Shan L, Molberg O., Parrot I. et al., *Structural basis for gluten intolerance in celiac sprue,* Science 2002; 297:2275-79

[14] Sjostrom H, Lundin Ke, Molberg O, Korner R, Mcadam Sn, et al., *Identification of a gliadin T-cell epitope in coelic disease: general importance of gliadin deamination for intestinal T-cell recognition,* Scand. J. Immunology 1998; 48:111-115.

[15] Mowat A., *Coeliac disease- a meeting point for genetics immunology and protein chemistry,* The Lancet April 12 2003; 1290-2.

[16] Farrel Rj., Kelly Cp., *Diagnosis of celiac sprue,* in Am. J. Gastroenterology, Dec. 2001; 96(12): 3237-46.

[17] Catassi C., Fabiani E., *Attualità in tema di celiachia. Bambini e Nutrizione* 1999, vol.6, 183.

[18] Johansen B.H., Jensen T., Thorpe C.J., Vartdal F., Thorsby E., Sollid L.M., *Both α and β chain polymorphisms determine the specificity of the disease-associated HLA DQ2 molecules, with β chain residues being most influential,* Immunogenetics 1996; 45:142-150.

[19] . Vader L.W., Deru A., Wal Van De Y., et al., *Specificity of tissue transglutaminase explains cereal toxicity in celiac disease,* J. Exp. Med. 2002; 195: 643-49..

[20] Nusrat A, Turner J.R., Madara J.L., *Molecular Physiology and Pathophysiology of tight junction IV. Regulation of tight junction by extracellular stimuli: nutrients, cytochines, and immune cell,* Am. J Physiol. Gastrointest Liver Physiol. 279:851-857, 2000.

[21] Wang W., Uzzau S., Goldblum Se., Fasano A., *Human Zonulin a potential modulator of intestinal tight junction,* J Cell Sci. 2000 Dec;113 Pt 24:4435-40.

[22] Fasano A., Not T., Want W., Uzzau S., Berti I., et al., *Zonulin a newly discovered modulator of intestinal permeability, and its expression in coeliac disease,* Lancet 2000; 358:1518-9.

[23] Fasano A., Catassi C., *Current approaches to diagnosis and treatment of coeliac disease: an evolving spectrum.* Gastroenterology. 2001 Feb;120(3):636-51.

[24] Fasano A., *Celiac disease: the past, the present, the future,* Pediatrics. 2001 Apr;107(4):768-70.

[25] Villanacci V., Manenti S., Drera E., *La biopsia duodenale: è ancora il "gold standard" per la diagnosi di celiachia?* La celiachia in medicina generale AIC, FC, SIMG, 2008.

[26] Marsh Mn, Crowe Pt, *Morphology of the mucosal lesion in gluten sensitivity.* Baillieres Clin Gastroenterol 1995;9: 273-93.

[27] Perera Dr, Weinstein Wm, Rubin Ce, *Symposium on pathology of the gastrointestinal tract - Part II. Small intestinal biopsy.* Hum Pathol 1975;6: 157-217.

[28] Volta U., *La sierologia: utilità e significato dei test anticorpali.* La celiachia in medicina generale AIC, FC, SIMG, 2008.

[29] Crepaldi G.,Baritussio A.,*Tratt medicina interna Volume 3* Piccin-Nuova Libraria 2002

[30] Greco L., Mazzilli M.C., *La genetica della Celiachia.* La celiachia in medicina generale AIC, FC, SIMG, 2008.

[31] Margaritte-Jeannin P., Babron M.C., Bourgey M., Louka A.S. et al., *HLA-DQ relative risk for celiac disease in European populations: a study of the European Genetics Cluster on Coeliac Disease,* Tissue Antigens 2004;63:562-7.

[32] Megiorni F., Mora B., Bonamico M., *et al, HLA-DQ and risk gradient for celiac disease,* Human Immunology 70 (2009)55-59.

[33] Karell K., Louka A.S., Moodie S.J., et al., *HLA Types in Celiac Disease Patients not Carrying the DQA1*05-DQB1*02 (DQ2) Heterodimer: Result From the European Genetic Cluster on Celaic Diseases.* Human Immunology2003; 64, 469477.

[34] Catassi C., *La pillola-Fasano, ovvero la pillola del giorno prima.* Celiachia Notizie. Nov. 2009; 71.

[35] Shan L., et al., *Comparative biochemical analysis of three bacterial prolyl endopepetidase: implications for celiac sprue.* Biochem. J. 2004; 383:311-318.

[36] Wagner G., Berger G., Sinnreich U., Grylli V., Schober E., Huber W.D., Karwautz A.J., *Quality of life in adolescents with treated coeliac disease: influence of compliance and age at diagnosis.* Pediatr Gastroenterol Nutr. 2008 Nov;47(5):555-61.

[37] Lee A., Newman J.M., *Celiac diet: its impact on quality of life.* J Am Diet Assoc. 2003 Nov;103(11):1533-5.

[38] Hallert C., Grännö C., Grant C., Hultén S., Midhagen G., Ström M., Svensson H., Valdimarsson T., Wickström T., *Quality of life of adult coeliac patients treated for 10 years.* Scand J. Gastroenterol. 1998 Sep;33(9):933-8.

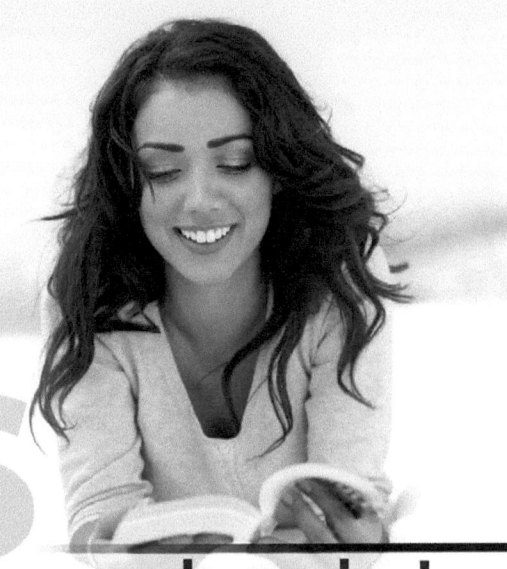
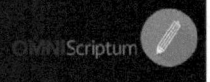

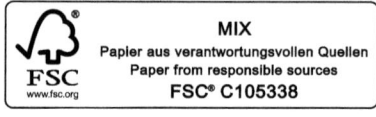
Printed by Books on Demand GmbH, Norderstedt / Germany